Laforgue.

AF309602

T 646
20

Laforgue.

EFFETS
DES NERFS,
ET DU
FLUIDE NERVEUX,

Par L. LAFORGUE,

Expert Dentiste, reçu au Collège
Royal de Chirurgie de Paris.

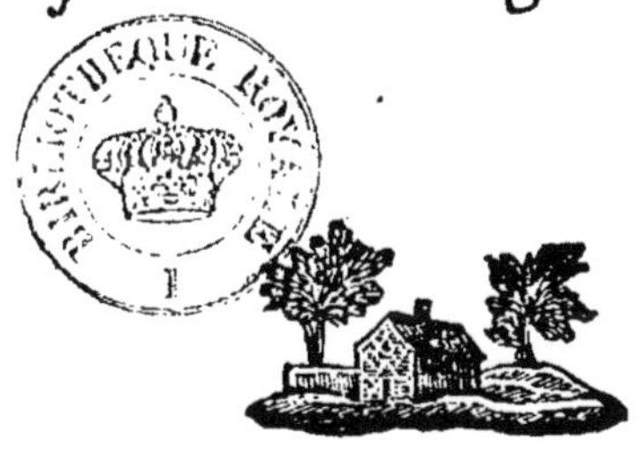

A PARIS;

Chez l'AUTEUR, rue des Boucheries,
près celle de Buffi.

1788.

Allez mes idées; allez parcourir la terre, & restez auprès des personnes qui desirent connoître le siège du bonheur; allez irriter celles qui n'ont point de stimulus qui les fasse sortir de l'état d'indolence; faites connoître l'avantage qu'on aura de vous opter; inspirez l'étude des nerfs, du fluide nerveux, & de l'organe qui sépare ce fluide; engagez à exercer les organes de l'économie animale pour dissiper le fluide nerveux, & à en faire faire de nouveau; faites calmer les nerfs irrités des personnes à qui la quantité de ce fluide nuit; enseignez-leur la manière de dissiper ce fluide, & que le moyen les maintienne dans la sagesse; faites-leur connoître la vertu de ce fluide, & quelles ont été les intentions du Créateur en le faisant séparer du sang, d'abord pour l'existence, & le surplus pour les travaux & la jouissance des plaisirs. Allez assurer de la réalité des récompenses des actions, dans les actions même, comme les recevoit & connoissoit Ariston, jurisconsulte Romain. Faites sentir que la punition est dans le crime, comme il est dit dans quantité d'Auteurs; faites connoître par quels moyens cela se fait, quoique la main de Dieu soit invisible. Agitez les sens pour faire choix des stimulus qui causent les plaisirs, & qui enrichissent le souvenir. Priez les personnes qui vous acquerront, de vous communiquer, & vous faire connoître de celles à qui vous pouvez être utiles. Prévenez, en même-tems, que les nerfs où vous avez pris votre source, ne s'attendent pas que vous obtiendrez des suffrages parfaits, parce qu'ils font prévenus eux-mêmes qu'à votre première fortie, on ne portera pref-que point d'attention à vos qualités, vous aurez même beaucoup de peine à trouver qui voudra faire le facrifice d'un moment pour vous lire ; mais fi on vous fait l'honneur de vous examiner, & qu'on vous trouve des défauts, chargez-vous de me porter ces plaintes, je vous corrigerai le mieux qu'il me fera poffible, pourvu que cela n'altère point votre conftitution ; je ne pourrois vous faire du mal, ni vous anéantir fans un jugement fupérieur : & enfin fi vous n'êtes point trouvées utiles, priez qu'on ait la bonté de vous renvoyer à moi qui vous aime. Je vous recevrai toujours avec plaifir : je vous ferai l'accueil qu'un bon pere fait à fes enfans, & nous demeurerons enfemble.

Sans aucune prétention de ftyle, j'ai placé dans ce Précis des idées fur le fiège des fenfations, quelques preuves évidentes fur le mécanifme qui a lieu lorfque les ftimulus irritent les nerfs des organes des fens, & les effets qui en réfultent.

EFFETS

DES NERFS,

ET DU

FLUIDE NERVEUX.

LES nerfs & le fluide nerveux ont la propriété de recevoir & de tranſmettre les ſenſations.

Ils ont la propriété de faire exécuter toutes les fonctions de l'économie animale.

Ce ſont eux qui modifient les ſenſations que les ſtimulus leur donnent; c'eſt dans eux, & par eux, que le jugement, l'imagination & la mémoire s'opèrent; ce ſont eux qui en ſont le ſiege (1).

C'eſt de la qualité des ſtimulus, & des degrés de ſenſibilité, que dépendent le

---

(1) Ce qui prouve que c'eſt dans eux, & par eux, que ces fonctions ſe font, c'eſt lorſque les ſtimulus irri-

A iij

calme, les contractions des nerfs & de leur plexus (1).

---

tent le genre nerveux, & qu'il faut que les nerfs modifient la fenfation, le genre nerveux irrite les organes excréteurs du fluide nerveux, pour qu'ils faffent entrer ce fluide dans les nerfs, parce que l'imagination ne fe forme que lorfque ce même fluide y eft en plus grande quantité, que dans l'état paffif.

Autre preuve.

Si les ftimulus irritent le genre nerveux à certains degrés, les organes excréteurs agiffent avec violence ; ils font parvenir beaucoup de fang à la tête. (Beaucoup, eu égard à la quantité qui y circule dans l'état paffif.) Ce fang comprime l'origine des nerfs, & empêche le fluide nerveux d'y entrer, d'où réfulte la confufion dans les idées.

Autre preuve.

Si les ftimulus continuent d'agir avec la même véhémence, le fang engorge le cerveau, comprime & déforganife l'origine des nerfs, & caufe l'apoplexie, la paralyfie, la folie, l'ineptie, la manie, & autres accidens.

Autre preuve.

Les perfonnes qui n'ont point ces parties dans leur intégrité, ne jugent, n'imaginent, n'inventent, & ne fe fouviennent de prefque rien.

(1) Il eft évident que c'eft l'efpèce de ftimulus qui agit fur les nerfs qui produit des effets différens. Les

(7)

Ce font les ftimulus qui irritent les nerfs qui fe diftribuent aux organes excréteurs du fluide nerveux, pour que ces organes entrent en action & qu'ils faffent entrer le fluide nerveux dans les nerfs, & que ceux-ci le portent & le diftribuent à toutes les parties du corps. (Voyez M. de Lamure).

Le plexus folaire, (voyez effais fur différens points de phyfiologie, par M. Fabre ; l'Auteur y dit que ce plexus eft le fiège de la réunion des fenfations) ne contient rien qui ait la propriété particulière d'attirer à lui les fenfations, de porter un jugement & faire agir les organes dont leur fonction eft volontaire ; les cordons nerveux qui communiquent à ce plexus, ont fait croire que les puiffances ordonnatrices, confervatrices & prévenantes, avoient leur fiège dans cette partie ; mais rien ne prouve que les nerfs rapportent uniquement à ce lieu la fenfation qu'ils ont reçue ; c'eft tout le genre nerveux

---

actions comiques produifent l'excrétion du fluide nerveux, & nous donnent du plaifir ; les faits tragiques, les actions méchantes, les accidens qui arrivent au corps, & le fouvenir des dettes, irritent les nerfs. Ils fe contractent ainfi que leurs plexus, pour empêcher le fluide nerveux d'avoir fon libre cours, & de parcourir dans l'intérieur d'eux ; j'en donne quelques exemples.

A iv

(8)

qui a la propriété que l'on veut assigner
à une unique partie.

 Les effets des sensations se font sentir
plus vivement dans l'intérieur du ventre &
de la poitrine , parce que dans ces lieux
les nerfs & les plexus y sont forts , com-
pliqués , & en grand nombre , & qu'ils contiennent beaucoup de fluide nerveux (1).

Secrétion du fluide nerveux.

 Le cerveau est le seul organe qui sépare le fluide nerveux du sang , cette fonction se fait pendant le sommeil ; il n'y a
point de sommeil sans secrétion de fluide
nerveux, ni secrétion de fluide nerveux sans
sommeil, (c'est la même fonction).

 Lorsque l'on a imaginé , travaillé , ou
exercé pendant un certain tems , on a

---

 (1) Ces effets des nerfs ont induit en erreur tous les
Auteurs qui ont travaillé sur cette science ; ils ont attri-
bué à un Être idéal la vertu de recevoir les sensations,
de les modifier, d'ordonner, de prévenir & conserver,
&c. Ils lui ont voulu trouver & assigner un siège dans
diverses parties, d'où sont résultées les idées que le
cœur sentoit, devinoit & s'affectoit relativement aux
stimulus qui se présentent aux sens ; cependant les nerfs
seuls ont cette propriété, ils la tirent du fluide nerveux.

employé du fluide nerveux la quantité relative à la ftructure perfonnelle, à la force que l'on a employée, à la longueur & perfévérance que les travaux exigent, aux difficultés de parvenir aux buts que l'on fe propofe dans les imaginations, les inventions, & à l'efpèce d'exercice que l'on a pris.

L'homme qui eft dans l'état de moyenne fatigue, & celui qui eft au dernier dégré, font voir, (excepté le cas où les mufcles font irrités par l'excès d'exercice,) que l'appétit du cerveau fuffit pour attirer à lui la quantité de fang qui lui eft néceffaire pour comprimer l'origine des nerfs, & faire fufpendre les fonctions volontaires, (fufpenfion qui eft caufée par la privation de l'entrée du fluide nerveux dans les nerfs, qui font preffés dans leur origine par le fang, il n'en entre que la quantité néceffaire pour l'entretien des actions des organes, qui font leurs fonctions pendant la fecrétion du fluide nerveux; cette fufpenfion d'actions volontaires eft néceffaire pour que le cerveau faffe fa fecrétion; fi le fluide nerveux pénétroit dans les nerfs, il entretiendroit dans les parties un degré d'irritation qui empêcheroit la fecrétion du fluide nerveux.)

Le fang attiré augmente le volume des humeurs contenues dans le cerveau, & caufe pendant la fécrétion, cette efpèce de paralyfie des parties dont leur fonction eft volontaire.

Quand l'appétit du cerveau & fon état d'érecton ne peuvent point attirer affez de fang pour comprimer les nerfs dans leur origine, & faire ceffer l'irritation des parties, dont l'action eft volontaire, le genre nerveux irrite les poumons, pour faire de fortes infpirations, très-fouvent accompagnées de bâillemens, l'action des mufcles de la gorge foutient l'infpiration, lors du bâillement ; par ce méchanifme le fang y parvient en abondance & le cerveau trouve, dans cette quantité de fang, de quoi fatisfaire fon appétit & faire provifion de fluide nerveux.

L'augmentation d'action des poumons eft très-néceffaire à la fecrétion du fluide nerveux ; les infpirations font rélatives à l'appétit du cerveau & à la difette du fluide nerveux ; on voit que l'appétit du cerveau des grands travailleurs eft fi confidérable, que fi les poumons ne le fecondoient pas en faifant des infpirations rélatives à fon appétit, il ne lui parviendroit point affez de fang pour faire le fluide nerveux qu'il eft

(11)

obligé de fournir, pour le travail & pour
les actions des organes ; le paffage de l'air
par les narines, & qui caufe quelquefois
le ronflement, prouve que l'action des
poumons coopère à la fonction de la
fecrétion du fluide nerveux ; cette action
eft provoquée par tout le genre nerveux.

Pour que la fecrétion du fluide nerveux
ne foit interrompue, l'inftant qui la précède,
les parties du corps prennent la fituation
la plus favorable pour qu'aucunes ne foient
comprimées, & que la circulation du fang
fe faffe librement ; mais fi le cerveau entre
en action, avant que les parties foient
placées, le fang s'arrête & engorge les
environs du lieu où il trouve obftacle, &,
par fa quantité, il irrite les nerfs qui aver-
tiffent le genre nerveux qu'il faut fufpendre
la fecrétion, & faire exécuter l'excrétion,
pour envoyer du fluide nerveux aux mufcles
qui font en pouvoir de changer la pofition
de la partie irritée ; cette fonction facilite la
circulation, & elle fe renouvelle toutes les
fois que pareil accident arrive.

Quand la fecrétion du fluide nerveux a
été interrompue, & que le fluide nerveux
n'équivaut pas la quantité que la fecrétion
produit journellement ; au réveil & au

commencement du travail, ces perfonnes fentent une foibleffe dans les mufcles & dans toutes les parties du corps, l'action des organes ralentie, & la difette du fluide nerveux fe fait fentir généralement. Les appétis & les irritations des glandes attirent les humeurs excrémentitielles, que leur fonction fépare du fang ; mais elles ne peuvent point opérer, parce que le fluide nerveux, manque ; alors le genre nerveux, confervateur & pourvoyeur de l'écono-mie animale, irrite l'organe qui doit féparer du fang ce fluide qui fait faire toutes les fonctions humaines ; cet organe eft le cerveau, qui par fon appétit attire le fang ; les poumons & les oreillettes du cœur, coopèrent par leur méchanifme à former le même appareil & la même fonction que j'ai dit ci-deffus, & produire la fecrétion du fluide nerveux.

Les perfonnes qui n'exercent point, & chez qui les fens font oififs, ne dorment pas tant que celles qui s'occupent ; elles ne jouiffent pas des fenfations agréables que l'on fent avant & après la fecrétion du fluide nerveux, & elles font plus expofées aux fonges, parce que dans les perfonnes oifives de tout, qui n'exercent en rien,

(13)

ou prefque rien, le fluide nerveux refte dans
le cerveau & dans les nerfs, le cerveau n'a
point d'appétit, & il en auroit fi le fluide
nerveux avoit été employé par l'action des
mufcles & des organes.

Effets que caufent la quantité de fluide nerveux & les ftimulus.

Le fluide nerveux en quantité, & féjour-
nant dans le cerveau & les nerfs, caufe
divers dérangemens dans les fonctions de
l'économie animale; il caufe des irritations
qui produifent des mal-aifes tourmentans,
connus fous le nom d'inquiétudes , ennui,
trifteffe , mélancolie , vapeurs , méchancetés, infomnies, penfées à l'amour, &
combat * * * * (1).

La plénitude des nerfs des perfonnes qui
ont de l'acrimonie dans les humeurs, caufe

---

(1) Cette connoiffance invite à ne point refter oifif :
elle fait voir que l'occupation & l'exercice procurent la
diffipation du fluide nerveux, que les organes en acquè-
rent de nouveaux appétits, & que de leur action modérée
on fent les délices de la vie , au lieu que dans l'inaction
on en eft prefque privé : en outre on eft attaqué des fenfations contraires à l'harmonie des fonctions de l'économie animale.

des douleurs ambulantes qui se fixent aux parties où il y a quelque disposition à l'irritation, telles sont les dents carriées; la grande sensibilité de ces personnes fait que le moindre accident qui arrive à la structure des dents, & qui laissent les nerfs à découvert, fait, dis-je, que les agens irritans agissent avec tant d'action, que la douleur trouble l'accord des fonctions de l'économie animale, & les irritations que les mouvemens de certaines racines branlantes font sur les gencives, produisent aussi des douleurs & attirent les fluides vers la partie irritée; l'appareil de la suppuration, & l'action de ces parties pour la formation du pus, leur causent des douleurs beaucoup plus fortes que dans celles où le fluide nerveux est en moindre quantité, (toutes choses égales par la corporance & la santé.)

Les vaporeux, les mélancoliques & les femmes enceintes, font attaquées de ces accidens; on les distingue avec évidence; la sensibilité est si grande, que le moindre contact sur les dents malades, leur fait faire des cris & des gesticulations qui expriment les douleurs qu'ils sentent : ces douleurs font quelquefois à un si haut degré, que les personnes souffrantes n'osent remuer ni confentir qu'on y touche pour y porter quelque calmant, ou l'inftrument pour les ôter.

C'eft la quantité de fluide nerveux qui donne le degré de force & d'irritabilité aux mufcles ; ils fe contractent relativement aux ftimulus qui agiffent fur les nerfs ; ce font ces contractions qui font éloigner l'extraction des dents pendant la groffeffe ; l'on craint qu'elles ne caufent quelque rupture dans les parties qui contiennent l'enfant, d'où s'enfuivroit l'avortement ou une fauffe couche ; l'on craint auffi que le fang ne foit arrêté au cerveau, qu'il ne comprime l'origine des nerfs, & qu'il ne caufe les accidens qui fuivent ces compreffions (1).

Il y a des ftimulus qui irritent les nerfs pour caufer les plaifirs. Lorfque la fenfation a été reçue, le genre nerveux produit l'excrétion du fluide nerveux ; le paffage de ce fluide dans les nerfs, depuis le cerveau dans toutes les parties du corps, donne le plaifir. On n'a jamais de plaifir, que lorfque les fti-

______

(1) L'obfervation fait voir que ces accidens n'arrivent point lors & à la fuite de cette opération ; au contraire elle en fait ceffer & éloigner de très-pernicieux.

mulus augmentent l'action des organes excréteurs de ce fluide, & que les nerfs le
reçoivent & tranfmettent à toutes les parties où il termine fon action ; l'action des
nerfs fur lui coopère à ce que toutes les
parties en reçoivent, & à ce que le fenti-
ment foit plus ou moins fenfible.

Les objets flatteurs que la nature fournit,
décrits & chantés par des hommes de génie, nous font connoître combien ces ftimulus leur ont caufé de plaifirs & des
agrémens, (car les agrémens font des dimi-
nutifs des grands plaifirs.) Ces plaifirs les ont
portés à nous les décrire & à nous les communiquer, afin que nous les fentions bien
quand ils fe préfenteroient à nos fens, &
que le fouvenir de ces objets fe renouvelle
fouvent dans nous pendant notre vie.

La mufique eft aimée des hommes, elle
calme le genre nerveux irrité, elle caufé
l'excrétion du fluide nerveux pour lui faire
parcourir les nerfs, en le faifant parvenir à
toutes les parties du corps ; ce paffage dans
les nerfs caufe des plaifirs très-fenfuels ; ces
plaifirs font très-aimés ; & quoiqu'elle ne
foit pas connue par certaines perfonnes, elle
leur produit des excrétions de fluide très-
délicieufes. Le paffage de ce fluide dans les
nerfs,

nerfs, & fa terminaifon dans ces parties, donne tant de plaifir que les organes excréteurs perdent de leur action pendant qu'on l'exécute, fur-tout celle où il y a des airs & des paroles connues.

Le plaifir que caufe la mufique calme l'irritation des organes ; ils fufpendent leur fonction jufqu'à la finition de la fymphonie: ce plaifir eft tant aimé, qu'on éloigne tout ce qui empêcheroit de bien entendre ; & fi on ne peut y réuffir, (il y a des perfonnes qui ne s'affectent point des mêmes ftimulus) on eft rapidement irrité, & on demande le filence ; parce que ce plaifir eft pur & gracieux, & qu'on n'aime point à l'interrompre.

Le fluide nerveux qui entre dans les nerfs avec tant de facilité par le moyen de ce ftimulus, eft celui qui fe trouve aux environs de l'origine des nerfs. Il ne ceffe d'y entrer tant que le ftimulus agit ; & s'il continue d'agir plus de tems qu'il n'y a de fluide nerveux à portée d'y entrer fans une augmentation d'action des organes qui coopèrent à fa fortie du cerveau, ces perfonnes tombent en fyncope, ou autre degré de foibleffe; fi au contraire on ceffe d'exécuter avant la fortie entière de ce fluide, le repos du corps

B

(18)

finit, les organes reprennent de la force, la
respiration augmente, la nécessité de pourvoir à la conservation de la machine fait
que chaque partie attire le fluide nerveux
qui lui est nécessaire pour sa fonction, & le
dérivent ; les gesticulations & les nouvelles
idées produites par d'autres stimulus, con-
courent à remettre l'accord dans les fonctions de l'économie animale.

Les personnes oisives : celles dont le travail n'emploie point de force : celles qui n'y
font point attachées, qui n'inventent, ne
perfectionnent, ne réfléchissent point, font
stimulées au plaisir par de très-petits stimulus ; cela vient de ce que le fluide nerveux est en grande quantité : elles rient (1)
de peu de choses : elles parlent beaucoup
fans apprécier la valeur des mots qu'elles
prononcent : elles s'obstinent dans leur idée,
ne pouvant la comparer à celles des autres,
& cela, parce que le fluide nerveux est en
quantité, & qu'il est attiré aux organes irrités ; la force avec laquelle il passe dans les
nerfs jusqu'aux organes de la parole, est la

____

(1) Le rire est la suite d'une sensation. L'action des
parties qui agissent lors du rire, cause l'excrétion du
fluide nerveux.

cause que la réflexion, l'imagination & le jugement ne se font point, il faut que le fluide nerveux reste un certain tems dans les nerfs, sans quoi ces fonctions ne se font point ; aussi distingue-t-on facilement que lorsqu'elles ont perdu beaucoup de ce fluide, l'action de leurs sens font très-modérés ; & que si on leur fait quelqu'objection, elles y réfléchissent mieux que lors du commencement des discours. On observe aussi que de parler, elles font autant soulagées des indispositions que cause le fluide nerveux, que si elles avoient fait un autre exercice.

En général on peut juger du génie de ces personnes (à peu de chose près) par la qualité & les effets des stimulus.

C'est aux salles des spectacles que l'on peut observer ces effets; les moindres situations, actions ou intrigues comiques, stimulent considérablement ces personnes, & les font rire ; par le rire, on peut juger du plaisir qu'elles ont, c'est-à-dire, de la quantité du fluide qui passe dans les nerfs.

Les contractions & relâchemens des muscles de la respiration, & les fortes respirations qui ont lieu lors du rire, produisent par le moyen du sang, des secousses

qui font entrer le fluide nerveux dans les
nerfs ; les gesticulations que l'on fait lorsqu'on rit, coopèrent à ce que ce fluide par-
coure toutes les parties.

Après que les stimulus ont agi sur les
nerfs, & que le fluide nerveux a été dissipé,
soit par l'exercice ou le rire, les stimulus
n'agissent point sur le genre nerveux comme
ils y agissoient, lors de la plénitude du cerveau & des nerfs, voilà pourquoi les auteurs
des pièces comiques, présentent à leurs
premières scènes des faits peu stimulans ; ils
les fournissent par degrès, de façon que les
dernières irritent plus que les premières,
pour que l'excrétion du fluide nerveux soit
plus forte, & pour qu'elle en envoie une
certaine quantité à toutes les parties, parce
que son passage dans les nerfs donne les
plaisirs, les pièces terminant de cette manière, les spectateurs font plus satisfaits que
dans le cas contraire.

Les personnes qui emploient le fluide
nerveux pour les découvertes des sciences,
pour l'imagination des machines & autres
occupations scientifiques, ne rient pas
avec autant de facilité que les personnes
oisives ; l'excrétion du fluide nerveux n'est

pas augmentée au point de faire paffer du
fluide dans les nerfs ; il faut des ftimulus
particuliers qui aient quelqu'originalité
pour leur connoiffance, pour qu'elles
foient émues ; on ne peut en affigner l'efpèce ; leur tranquillité annonce que le
fpectacle ne les a attirés que pour calmer les
nerfs irrités par les ftimulus qui les a exer-
cés, & à qui ils caufoient la confufion dans
les idées ; elles ne rient prefque point, au
lieu que les perfonnes oifives y font pour
rire ; c'eft à dire pour perdre du fluide nerveux.

Cet expofé fait voir le bien réel que produit le fpectacle fur les deux perfonnages ;
aux uns par la perte qu'ils font du fluide
nerveux, & aux autres pour leur remettre
l'accord dans les fonctions des fens.

La grande quantité de ftimulus, & la
connoiffance qu'on a de leur pouvoir fur
les fonctions de l'économie animale, doivent nous faire chercher ceux qui nous
donnent les plaifirs, en jouir quand ils
font à notre portée ; & attirer ceux qui
peuvent coopérer à nous faire trouver
la vie agréable, afin que lorfqu'un plaifir finit, qu'il y ait toujours dans nous une

diſpoſition pour en recevoir un autre ;
c'eſt-à-dire que lorſqu'un ſtimulus a agi
ſur le genre nerveux & qu'il ne produit
plus l'excrétion, ſoit que la diſſipation ait
été trop forte, ou qu'il ne produiſe plus
d'effets, il faut porter ſes vues devers les
fonctions du corps, pour le diſpoſer à recevoir de nouveaux effets.

Comme les ſtimulus font des impreſ-
ſions ſur les nerfs qui rappellent les actions
que l'on fait, il faut s'enrichir des faits
qui produiſent les plaiſirs. La bienfaiſance
cauſe l'excrétion du fluide nerveux qui
donne la récompenſe du bienfait ; cette
fonction ſe renouvelle autant de fois que
le ſouvenir repréſente la néceſſité & le
bienfait ; plus le bienfait eſt conſéquent
& bien apprécié, plus ſouvent le ſouvenir
ſtimule les organes excréteurs du fluide
nerveux, pour que leur action faſſe ſortir
ce fluide & le diſtribue à toutes les parties
du corps, encore une fois, parce que ſon
paſſage dans les nerfs cauſe les plaiſirs &
les agrémens : c'eſt cette ſenſation qui
porte les hommes à la bienfaiſance, &
qui les excite à répéter ſouvent les bienfaits ; c'eſt une récompenſe réelle que
toute perſonne reçoit lorſqu'il en fait ; les

(23)

irritations que la néceffité caufe dans eux,
ne peuvent être calmées que par le bienfait : les ingratitudes ne leur font point
ceffer de faire le bien, parce qu'ils fentent
que rien ne calmeroit les remords qui
fuivroient le refus de faire du bien où le
befoin fe montre ; & qu'au contraire la
bienfaifance caufe toute la vie des fenfations agréables aux bienfaiteurs , à leurs
defcendans & à ceux qui ont connoiffance
du bienfait, même malgré l'irréconnoif-
fance & les mauvais procédés des affif-
tés (1).

Il y a des ftimulus qui caufent des fenfations douloureufes qui tourmentent &
inquiètent, qui produifent des chagrins ,
des peines , des agitations , des remords
& des dérangemens dans les fonctions de
l'économie animale ; le crime caufe aux
criminels la perte de leur tranquillité ; ils
n'ont point de plaifir, ou s'ils reçoivent
quelque fenfation agréable , elle ne finit
fon effet fans que le fouvenir leur rappelle

____

(1) Qu'on eft heureux d'avoir de quoi calmer ces irritations, & plus heureux encore quand on peut les prévenir ! Le fouvenir de ces actions fait fentir les charmes
de la vie.

le mal qu'ils ont fait ; régulièrement le
crime leur cause des frémissemens à toutes
les parties du corps , de la froideur & quelquefois de la chaleur, & de la sensibilité, à
la peau, des irritations douloureuses qu'ils
sentent dans eux sans pouvoir en assigner
le siège ; la perte du sommeil, ou s'ils en
ont , il est interrompu par les irritations
des nerfs & des plexus, qui causent des
songes & agitations plus ou moins affreux
& sensibles.

Lorsqu'ils approchent des sociétés vertueuses, ils ont une mauvaise contenance
de corps, la couleur de la peau du visage
changée , de l'engourdissement dans les
muscles des globes des yeux , qui ne les
font mouvoir à l'ordinaire, de la foiblesse
dans ceux des paupieres qu'ils ne relèvent
qu'en partie , quelquefois ils les contractent
très-rapidement, ne fixant leur vue ni leurs
discours sur aucun objet, assemblage qui
annonce un crime commis ou à commettre contre la société ; ils sentent ce
signe dans eux ; ils emploient des moyens
pour les voiler , parce qu'ils se persuadent
que les personnes vertueuses peuvent pé-
nétrer leur action : les tourmens perpé-
tuels dans leur corps causés par le sou-

venir du crime qu'ils ont fait contre la
nature & les loix ; la peur d'être décou-
verts, s'ils ne le font pas , la crainte des
reproches & les punitions Divines & humaines font les suites des actions crimi-
nelles , qui privent les malfaiteurs de la
jouissance des plaisirs de la vie & des sociétés.

Les sensations douloureuses qui se renou-
vellent dans les criminels , & chez qui les
effets se font sentir vivement dans la poitrine & le ventre , font causées par les contractions des nerfs & des plexus qui se
contractent pour empêcher le fluide nerveux d'avoir son libre cours ; les commo-
tions de ces contractions se font sentir plus
vivement dans l'intérieur de la poitrine &
du bas-ventre , parce que les plexus y font
forts, & en grand nombre , les irritations
des nerfs ; leurs contractions & la pression
des nerfs sur le fluide nerveux qui les contiennent, causent tous ces accidens & font
naître les remords , effet du souvenir des
crimes commis ; ce font ces irritations qui
leur font déclarer à leurs amis le crime
qu'ils ont fait ; ce font elles qui font cause
que ces personnes se banniffent , & dans

quel lieu qu'elles aillent, elles fentent re-
nouveller cette action des nerfs ; elle leur
produit fans ceffe le fouvenir de l'action
qui les tourmente jufqu'à la mort, même
à celles qui ont obtenu le pardon des
hommes (1).

Telles font les facultés des nerfs & du
fluide nerveux, dont la nature fe fert pour
faire exifter les hommes, & pour le faire
vivre en paifible fociété, les variétés de
leurs procédés & de leur action, dépendent
des ftimulus, & de l'état d'intégrité du cerveau, des principes des nerfs, & de la quantité du fluide nerveux.

---

(1) Cette punition eft à craindre : les douleurs font
bien plus longues que celles qui réfultent des Jugemens
de la juftice humaine, car les remords ne quittent jamais.
Il y a des exemples que l'on n'a pu y réfifter ; que les
malfaiteurs ont été obligés de déclarer leurs crimes, &
s'expofer à la rigueur des Loix : ils trouvoient cela plus
doux que de vivre avec les remords.

Il ne faut pas s'étonner de ce qu'un miférable rend
un fac d'argent qu'il a trouvé, & duquel il a befoin ; il
craint les remords, & il veut jouir des plaifirs qu'il aura
de le rendre.

Ces faits font connoître la réponfe de (où diable la
vertu va-t-elle fe nicher ?) où les remords font craints,
& où la pureté des plaifirs font connus.

(27)

L'éducation des hommes leur fait connoître le choix qu'ils doivent faire des ftimulus qui entretiennent l'accord des fonctions de l'économie animale , ainfi que
ceux qui en troublent l'harmonie (1).

Cependant les irritations & les remords
ne font pas toujours affez douloureux pour
fe faire fentir & punir le corps des criminels , on voit des perfonnes qui fe fami-
liarifent avec les vices , qui cherchent des
occafions de commettre des méchancetés,
des injuftices , de s'emparer des biens qui
ne leur appartiennent point , nier leur
dettes , & faire de faux fermens , ce font
de pareils hommes qui ont porté leurs ad-
verfaires , à créer & inftituer des loix qui
châtient les malfaiteurs fuivant le mal qu'ils
ont commis , même de priver de la vie ceux
qui lefent tels ou tels points des loix , cela
eft fondé fur l'infenfibilité des nerfs qui ne
fubiffent point de douleur , ni remords ,

<hr>

(1) C'eft pourquoi les hommes qui font chargés de
cette importante fonction, doivent montrer à leurs
Eleves comment la Nature punit les malfaiteurs , & de
quels délices font accompagnées les conduites que pref-
crivent la Religion & les Loix ; s'ils les leur décrivent , ils leur décrivent le Paradis terreftre.

après le crime commis, & que l'on ne peut faire un plus grand bien que d'ôter ces personnes des sociétés.

Les auteurs qui ont écrit sur les mœurs, & la morale, désireroient que tous les hommes aient une connoissance d'eux-mêmes, & qu'ils fussent émus pour le bien des sociétés, afin que l'on vécut conscientieusement & tranquillement. Cela ne peut-être, parce que l'instruction & l'éducation ne sont pas toujours relatives aux opérations de la nature; parce que la construction humaine n'a pas la même organisation, d'où dépendent les secrétions, & sur-tout celle du fluide nerveux qui rend le corps plus ou moins sensible & irritable.

Le créateur a bien placé dans la construction humaine, les organes qui par leur action récompensent & punissent du bien & du mal que l'on fait, mais il y a des personnes qui comptent pour rien, les douces émotions qu'ils reçoivent en récompense de leurs faits, d'autres la nécessité de travailler les a privés de l'instruction qui les auroit menés au but que désirent ces auteurs, & enfin quantité d'autres sont insensibles aux récompenses divines, telles que les sensations qui suivent les bienfaits; elles espérent trouver d'autres récompenses après la mort.

Les variétés des plaisirs dépendent de l'effet que les stimulus produisent ; voilà pourquoi le jeu d'un acteur plaît à une personne, & en irrite une autre ; une promenade cause les mêmes effets, & les délicieuses émotions que causent les femmes subissent le même sort.

Comme les stimulus qui produisent les plaisirs sont toujours les plus recherchés, il faut, pour en bien jouir & en avoir le souvenir gracieux, éloigner ceux, & ce qui troubleroit l'harmonie des fonctions après la jouissance.

Il n'y a aucun objet sur la terre qui produise autant d'effet sur les hommes que les femmes; leur structure corporelle à laquelle la nature a placé plusieurs sièges de plaisir sont stimulans pour nous ; leur mise, leur maintien & leur conversation ont la vertu de nous enchanter ; c'est-à-dire qu'elles ont des appas pour nous stimuler fréquemment & nous causer l'excrétion du fluide nerveux auquel plaisir nous sommes très-attachés ; leur maniere de les représenter donne cette volupté qui nous stimule si agréablement;

(30)

& quoiqu'on ne jouiſſe pas toujours des
jeux que l'amour produit dans elles, ni de
la contention des deſirs que leurs ſtimulus
font naître, on a du plaiſir à les voir, &
d'être à leur ſociété ; ce plaiſir augmente
quand on ſe repréſente combien doit être
grande l'excrétion du fluide nerveux dans
ceux qui jouiſſent de leurs jeux & des effets
qu'elles peuvent cauſer & recevoir.

Les beaux procédés qu'on a pour elles
entretiennent la tranquillité & l'harmonie
des fonctions de l'économie animale ; à
quel âge que l'on ſoit, on eſt attiré à elles,
on aime leur conſolation, leur prévenance,
leurs ſoins & leurs flatteries. Leur mérite
ne trouve rien qui puiſſe les ſuppléer

Ceux qui jouiſſent de leurs faveurs
doivent connoître la force & le degré
qu'elles les ſtimulent, & s'ils veulent fé-
conder les ſources du plaiſir, ils doivent les
pourvoir de tout ce qu'elles deſirent & de
tout ce qu'elles ont beſoin avec autant
de plaiſir qu'ils en reçoivent par elles ; &
vu leur ſenſibilité & leur délicateſſe, les
hommes doivent éviter & éloigner ce qui
leur cauſoit des irritations dans les nerfs,
qui s'oppoſeroit au libre cours du fluide

nerveux & qui leur produiroit des chagrins,
des trifteffes, mélancolies & toutes les ma-
ladies qui font inféparables des tourmens
caufés par les mauvais procédés vis-à-vis
d'elles; il faut avoir pour principe que
qui leur fait du mal en eft long-tems puni,
& quiconque leur fait du bien en reçoit
éternellement des récompenfes (1).

Il faut toujours avoir préfent que
lorfqu'on les tourmente à un certain dégré,
& qu'on augmente les irritations, les nerfs
fe contractent dans elles, le fluide nerveux
n'entre prefque point dans les nerfs ; les
organes excréteurs de ce fluide veulent faire
lever par leurs actions l'obftacle qui s'y
oppofe, ils ne le peuvent point ; cette action augmente le volume des humeurs contenues dans la tête, le tout caufe la déforganifation du cerveau qui donne naiffance
aux nerfs ; les nerfs mols dans leur origine
font compris dans la déforganifation & les

---

(1) Les bienfaits caufent l'excrétion du fluide nerveux
pour nous donner les plaifirs, & les mauvais procédés
caufent les crifpations, les irritations des nerfs, & les
remords. (Voilà le principe de la délectation.)

compreſſions, ce qui leur cauſe des ſyn-
copes, convulſions, l'ineptie, la folie &
autres accidens que je ne puis décrire, parce
l'imagination me fournit un tableau des
tourmens & des remords affreux qui ac-
compagnent ceux qui les ont cauſés ; &
que moi je n'aime que ce qui entretient &
augmente l'harmonie des fonctions de l'é-
conomie animale.

F I N.

www.ingramcontent.com/pod-product-compliance
Ingram Content Group UK Ltd.
Pitfield, Milton Keynes, MK11 3LW, UK
UKHW021644090726
13657UKWH00004B/1753